D1003735

Patch Adams, M.D.

DOCTEUR
TENDRESSE

COMMENT GUÉRIR LE MONDE UNE ÂME À LA FOIS

**Traduit de l'anglais
par Anne-Marie Deraspe**

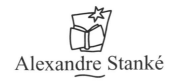

Alexandre Stanké

Données de catalogage avant publication (Canada)

Adams, Patch, 1945-

    Docteur Tendresse
    Traduction de : House calls

    ISBN 2-89517-080-0

1. Hospitalisés - Anecdotes.   2. Malades - Anecdotes.
3. Santé - Anecdotes.   I. Titre.

      RA965.6.A2314 1999b   613   C99-941759-2

Caricatures : Jerry Van Amerongen
Traduction : Anne-Marie Deraspe
Graphisme : Paule Migué

Titre original : *House Calls*
Éditeur original : Robert D. Reed Publishers
© 1998 Patch Adams, M.D.
© 1998 Jerry Van Amerongen
Pour la traduction française :
© 2000 Éditions Alexandre Stanké inc.

Dépôt légal : premier trimestre 2000

IMPRIMÉ AU QUÉBEC (CANADA)

Éditions Alexandre Stanké inc.
5524, rue Saint-Patrick, bureau 550
Montréal (Québec)
H4E 1A8 CANADA
Tél. : (514) 761-1666 Fax : (514) 761-2408
C5400@aol.com

Patch Adams, M.D.

DOCTEUR TENDRESSE

COMMENT GUÉRIR LE MONDE UNE ÂME À LA FOIS

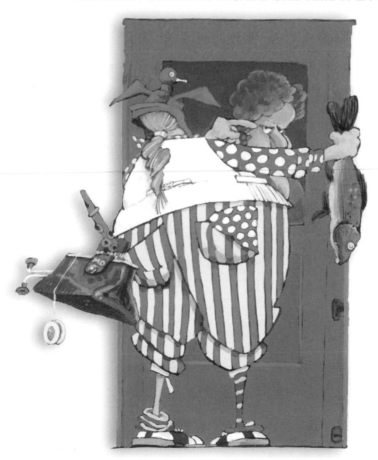

Alexandre Stanké

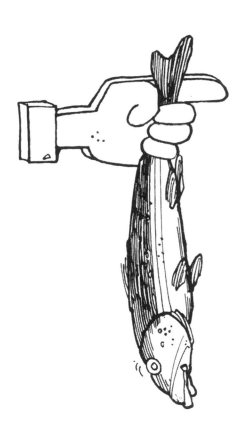

Préface

Par Robin Williams

Un homme rend visite à son médecin et lui dit : « Docteur, j'ai mal au coude. Qu'est-ce que je dois faire ? »

Pour toute réponse, le médecin lui écrase sauvagement les orteils avec son pied.

« Aïe ! Aïe ! Mais pourquoi vous me faites ça ? »

Le médecin rétorque : « Ressentez-vous toujours une douleur au coude ? »

« Non ! »

« Alors, quoi d'autre ? »

Votre médecin vous traite-t-il de cette façon ? Il ne vous écrase pas nécessairement les orteils, mais avez-vous déjà eu l'impression qu'il était distant et que votre cas ne l'intéressait pas vraiment ? Peut-être devrait-il alors lire ce livre ?

Patch Adams, qui a déjà risqué sa carrière pour avoir voulu pratiquer une médecine qui soigne l'âme autant que le corps, vous recommande de prendre soin de votre santé en cultivant la gaieté, le rire et la bonté. Cette méthode risque de causer des ravages dans l'industrie des soins de la santé parce que ces actes ne sont pas couverts par la sécurité sociale ou l'assurance-maladie. De plus, Patch prétend que, parfois, le meilleur traitement contre la maladie, c'est l'espoir, l'amour, la détente et la simple joie de vivre. Et il ne recommande même pas de mettre ces ingrédients dans un cachet. C'est révolutionnaire ! C'est même l'anarchie ! Attendez que les sociétés pharmaceutiques apprennent cette nouvelle ! Ça va être la crise d'apoplexie !

Qui sait ? Peut-être qu'au moment même où vous lisez ce livre, des scientifiques, dans un laboratoire, tentent-ils de concocter une pilule qui contiendrait de la tendresse humaine. Vous prendriez deux comprimés toutes les six heures et vous seriez prêt à aider un ami dans le besoin, à accueillir un étranger comme s'il était votre voisin ou à encourager un malade. Les sociétés pharmaceutiques vous diront alors qu'il s'agit d'un médicament révolutionnaire dont l'humanité ne saurait se passer. Ne tombez surtout pas dans le piège !

Continuez plutôt de lire ce manuel. Il est plein de bon sens, et son enseignement est honnête et efficace. Pour certains, ce sera une révélation. Même si vous n'êtes pas malade, vous serez à coup sûr inspiré par les choix qu'il vous propose. Souhaitons qu'il touche ceux qui en ont le plus besoin : les membres du corps médical.

Aider les malades signifie traiter leur maladie, les approcher avec humour et leur offrir de la compassion et de l'amitié. La pertinence des propos tenus dans ce texte provient d'une longue expérience. Patch parle avec son cœur, il est plein de prévenances. Il ne vous piétinera pas les orteils pour vous faire oublier une autre douleur.

Remerciements de l'auteur

À ma partenaire de spectacle, Susan Parenti, qui a élargi les perspectives de mon personnage et lui a fourni de nouveaux horizons. Son intelligence, sa créativité et la lucidité de son engagement social ont fait de moi un meilleur instrument de changement.

À Kathy Blomquist, Heidi Read et Blair Voyvodic, M.D., qui ont assuré à l'Institut Gesundheit un fonctionnement autonome. Je me suis senti dès lors libéré et, grâce à l'amour, à l'intelligence et à la fidélité de cette équipe, Gesundheit est apparu comme la concrétisation d'un rêve collectif.

À Zag et Lars, mes fils, qui me comblent de leur amour et m'encouragent à donner le meilleur de moi-même afin de contribuer à la paix dans le monde.

À Bowen, Beach Clown, Johnushka, Jan, Marina, Maria et tous les clowns qui jouent avec moi.

À Jerry Van Amerongen, brillant caricaturiste qui célèbre la diversité humaine par le moyen de l'humour : merci pour le privilège qu'il m'accorde de faire de ce livre un tel délice.

Avant-propos

Un quart de siècle de pratique médicale m'a appris que les gens qui visitent des patients à l'hôpital ne savent pas comment tirer le meilleur parti de leur visite, tant pour eux-mêmes que pour le patient. Ces visites peuvent toutefois être aussi réconfortantes et efficaces pour les malades que l'étaient, autrefois, les visites du médecin à domicile. N'importe qui peut les rendre agréables et rassurantes. Elles ne nécessitent ni diplôme ni permis d'aucune sorte.

Un séjour à l'hôpital rend vulnérable. Les patients et leur famille se retrouvent, souvent de façon soudaine, dans une situation inconnue où les peurs et la confusion déclenchent, chez la plupart des individus, l'anxiété et le stress. Des vies sont brisées ou bouleversées pour toujours.

Rien de tel que la visite d'un ami ou d'un proche pour agrémenter un séjour à l'hôpital. L'affection et l'empathie ne sont pas seulement source de réconfort, elles peuvent aussi calmer l'anxiété du malade. Quand je demande aux malades quel élément a le mieux contribué à adoucir leur séjour, ils me répondent, invariablement, que c'est la visite d'un ami. Ils évoquent alors l'amour, l'humour et la joie qui ont transformé cette expérience.

Je leur ai aussi demandé quelle sorte de visite ou quel type de visiteur ils préféraient. Pour la plupart, surtout s'il s'agit d'un long séjour, la visite d'un ami revêt la plus grande importance. Votre seule présence est déjà un cadeau de prix.

Les malades ont besoin qu'on les gâte. Les visiteurs qui se sentent véritablement à l'aise créent une sorte de refuge, parfois immense, contre la souffrance. Des histoires, des photos, des souvenirs et des jeux peuvent aussi distraire de la peur ou de l'anxiété.

En somme, tout ce que j'ai entendu sur le sujet me convainc qu'un visiteur efficace possède ce que l'on appelle chez le personnel soignant les « manières de chevet ». Dans l'histoire de la médecine, celles-ci ont atteint leur apogée à l'époque des visites à domicile.

J'ai effectué des visites à domicile pendant 28 ans. J'estime que je n'aurais jamais pu être un véritable médecin de famille sans avoir eu recours à cette pratique. Pour les curieux qui aiment les gens, les visites à domicile ouvrent une porte qui débouche sur l'enchantement.

Imaginez que vous êtes l'un de mes patients. Lorsque je vous rends visite, je regarde partout et j'examine tout ce qui vous entoure. Je veux comprendre la place qu'occupe chaque objet dans votre vie. Je ne cesse de vous questionner. J'aime voir comment les choses fonctionnent à l'intérieur de votre foyer, qui est — espérons-le — votre sanctuaire. Je fais appel à des membres de la famille ou à des objets du décor qui peuvent soulager la souffrance et aider à la comprendre.

J'adore visiter une nouvelle famille et découvrir toute la complexité de sa petite communauté. Chacune est unique et, par conséquent, les visites à domicile diffèrent toutes les unes des autres. J'espère toujours, secrètement, que les enfants m'inviteront dans leur chambre, dans leur univers. Je note alors tout ce qui les intéresse. Je cherche à me rapprocher d'eux et à mériter leur confiance de sorte qu'ils sachent que je suis là en tant que médecin et aussi comme ami.

Faire le clown me fournit un prétexte pour chaque visite à domicile. Les gens m'invitent parfois à manger avec eux, quelle chance ! Chaque rencontre m'aide bien au-delà de ma tâche de médecin ; je me sens moi aussi réconforté, aimé et respecté dans ce processus. Les visites à domicile créent entre le médecin et le patient une sorte d'intimité, un lien de confiance qui favorise la guérison. Il peut en être de même dans votre cas lors d'une visite à l'hôpital.

RÉINSTAURER LA PRATIQUE DES VISITES À DOMICILE ?

Lorsque la médecine a délaissé sa fonction de service pour courtiser le monde des affaires, les visites à domicile ont été abandonnées sous prétexte qu'elles étaient irréalisables. Quand la médecine technologique a commencé à concurrencer la médecine traditionnelle, cette habitude a disparu. La manière de prodiguer des soins aux patients a été inversée ; ce sont eux, désormais, qui visitent leur médecin.

Je crois sincèrement que la suppression de cette pratique est le coup le plus dur qu'ait subi l'art de la médecine au cours de ce siècle. Le malade a perdu l'attention du médecin et, de surcroît, ce dernier n'a pas retrouvé, dans le cadre de l'hospitalisation, cette intimité avec son patient qui lui permet de ne pas désespérer devant la tâche à accomplir. Je suis, de plus, convaincu que cette perte de lien s'inscrit en parallèle avec la recrudescence des cas de négligence reprochés aux praticiens, surtout depuis que la relation médecin-patient s'est transformée en une sorte de contrat d'affaires.

Les hôpitaux, malgré tous les efforts du personnel soignant, ne sont pas des lieux de réconfort. Je n'ai jamais rencontré quelqu'un qui semblait heureux ou même à l'aise de séjourner dans ces endroits. Le personnel, les malades et les visiteurs se sentent et réagissent comme s'ils étaient en territoire inconnu. J'ai choisi d'intituler la version originale de ce petit guide *Visites à domicile* pour rappeler l'influence profonde qu'elles ont eu dans le développement des relations humaines. Mon espoir, mon pari, c'est que, avec la collaboration de visiteurs attentifs et généreux, l'on puisse recréer une atmosphère semblable dans les hôpitaux.

LA MÉDECINE PSYCHOSOMATIQUE

Au cours des 25 dernières années, la science médicale a défini un nouveau champ de pratique, la neuropsycho-immunologie, communément appelée la médecine psychosomatique. Nous savons désormais que le stress, qu'il soit d'ordre physique, psychologique ou intellectuel, influe sur l'ensemble de la physiologie. Lorsqu'une partie de l'anatomie est affectée par la maladie, le corps entier ressent la secousse. L'interactivité des systèmes qui le composent est plus complexe que le simple lien entre les muscles et les organes.

Des études approfondies ont démontré que sur une période de temps prolongée, les *éléments nutritifs* que sont l'amour, l'humour, la curiosité, l'émerveillement, la passion, le pardon, la générosité, le partage, l'espoir, l'enthousiasme et la joie activent le système immunitaire. Ils aident ainsi le corps à combattre les infections et stimulent les anticorps qui attaquent les cellules cancéreuses. Ces agents déterminent aussi la façon dont on se soucie de soi et des autres.

Inversement, quand la colère, la rancune, le doute, la culpabilité, l'ennui, la solitude et la peur nous habitent trop longtemps, les défenses de notre organisme se fragilisent et nous risquons davantage de succomber à la maladie. Ce ne sont pas les émotions en elles-mêmes qui sont dangereuses, mais le fait de les retenir trop longtemps : des heures, des jours, voire des années. Exprimez-les au fur et à mesure qu'elles surgissent. Toutefois, ne nourrissez ni ne ressassez une émotion qui risque de vous blesser inutilement.

Les organismes des êtres humains diffèrent autant les uns des autres que les apparences physiques qui les caractérisent. Il est donc difficile de prévoir les réactions psychiques individuelles et leurs répercussions physiologiques sur l'organisme. C'est pourquoi, afin de parer à toute éventualité, les spécialistes de la médecine préventive suggèrent de vivre une vie heureuse et palpitante.

L'EFFET THÉRAPEUTIQUE D'UNE VISITE

En tant que médecin, je crois qu'une visite à un malade revêt plus d'importance que celle faite à un ami. C'est l'équivalent d'un remède efficace. Elle révèle le souci que l'on a de la santé de cette personne et témoigne de notre compassion envers sa souffrance. Elle est, de plus, bénéfique au visiteur lui-même.

GUÉRIR L'UNIVERS

Docteur Tendresse a été conçu comme une sorte de trousse pour visiter les personnes hospitalisées. J'ai toutefois compris que ces informations pouvaient aussi être utiles à ceux qui visitent les cliniques, les prisons ou tout autre endroit où les gens souffrent et se sentent captifs.

Si, comme moi, vous pensez que les hôpitaux, les cliniques et les prisons sont des lieux affligeants pour tous ceux qui y séjournent, je vous suggère alors de partager avec chacun des patients, des visiteurs et des employés de ces institutions, vos techniques de visiteur avisé afin de les aider à transformer l'ensemble de l'environnement.

Si vous êtes capable de comprendre l'importance de votre « visite à domicile » lorsqu'il s'agit de vos amis et des autres clients d'une institution, pourquoi ne pas porter plus loin votre geste ? La population en général, voire le monde entier, manifeste de différentes façons son immense besoin de tendresse et de rencontres divertissantes. Les habitudes que vous développez pour traiter n'importe quel ami malade deviennent de puissants outils à votre disposition. Prenez-en conscience et offrez cette amitié à l'univers ; vous contribuerez ainsi à un monde meilleur. Ce livre offre donc à tous les citoyens des moyens simples et efficaces pour améliorer la santé de leur société.

PRÉSENTATION DE L'OUVRAGE

Une brève section du livre enseigne aux patients comment se comporter avec leurs visiteurs et avec le personnel hospitalier. Une partie amusante de ce guide traite des différentes possibilités qui vous sont offertes pour améliorer votre santé et votre bien-être selon le principe de liaison corps-esprit. Vous apprendrez à utiliser les « outils » contenus dans cette « trousse du visiteur », et je vous suggérerai d'autres instruments de plaisir à fabriquer vous-même. Dans chaque section, vous trouverez des références pour explorer ou approfondir le sujet.

C'est un grand honneur pour moi de publier un livre avec Jerry Van Amerongen. Travailler avec ce maître de l'humour m'a permis de réaliser l'une de mes fantaisies les plus chères. Une grande partie des « visites à domicile », que ce soit chez un malade, un ami ou dans le monde, ont lieu dans une atmosphère de plaisir, d'humour et de jeu. Ce que Jerry et moi voulons communiquer est important ;

autrefois, l'on aurait dit : sérieux. Nous voulons que vous ayez de l'agrément dans toutes vos interactions avec les humains et plus particulièrement dans les moments de grande vulnérabilité.

Je veux que tous les malades, partout dans l'univers, profitent de nos « visites à domicile ». Alors, sortez de chez vous et aidez le monde à guérir, une âme à la fois.

Patch Adams, M.D.

Réflexion
SUR LE MAINTIEN
d'une bonne santé

R ien de tel pour convaincre une personne de prendre soin de sa santé que l'expérience de la maladie. À la faculté de médecine, aucun professeur n'a jamais expliqué ce qu'était la santé, on la définissait simplement comme l'absence de maladie.

Pour ma part, j'ai cherché une définition de la santé qui conviendrait à tous les âges et à toutes les situations. Je cherchais une façon de l'exprimer qui n'exclurait pas les gens souffrant du cancer ou de paralysie. J'en suis arrivé à la conclusion suivante : la santé, c'est vivre passionnément en cultivant avec bonheur la meilleure part de ce que l'on possède.

Ceux qui m'ont le plus appris sur la santé, ce sont des personnes âgées qui, à l'examen, présentaient tous les symptômes décrits dans les traités de médecine, mais réagissaient toutefois comme des gens bien portants.

Certains individus recouvrent la santé en se concentrant sur la partie de leur être épargnée par le mal plutôt que sur la partie atteinte. D'autres voient leur maladie comme une occasion d'apprendre et de grandir. Pourquoi ne pas considérer ces deux approches ? Chacune peut soulager la douleur et atténuer la souffrance.

Lorsque vous visitez un ami malade, choisissez l'approche avec laquelle vous êtes le plus à l'aise. Quant aux patients, je les encourage à explorer ces voies avec tous leurs visiteurs. Dans ces moments de grande fragilité, des conversations ouvertes et franches peuvent aider l'entourage autant que le malade.

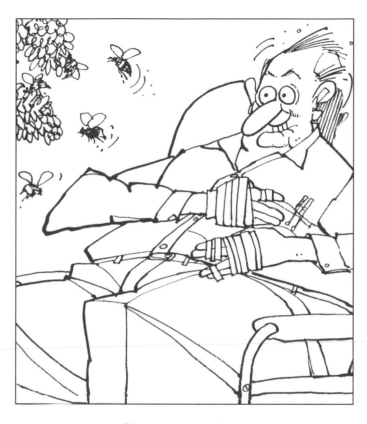

NE PAS ESSAYER D'ATTRAPER LES ABEILLES !
NE PAS ESSAYER D'ATTRAPER LES ABEILLES !
NE PAS ESSAYER ...

Croire

La foi peut avoir une influence énorme sur la santé. Croire est une expérience très personnelle de réflexion et d'abandon, toujours réconfortante. La seule exigence de la foi, c'est de considérer toutes les possibilités que nous offre la vie. Elle ne nécessite rien d'autre pour procurer ses bienfaits, peu importe que le fondement de nos croyances soit la religion, la pêche ou la musique. Croire est un acte libre, pour tout le monde et dans n'importe quelle circonstance. La valeur de nos croyances réside dans la profondeur et dans l'intensité de notre engagement.

PETITES SUGGESTIONS :

- Pensez à tous les moments et à toutes les circonstances qui, pour vous, évoquent la magie. Choisissez l'une de ces situations et concentrez-vous. Cherchez pourquoi ou comment cette croyance vous a permis de vivre un instant parfait. Demandez au patient ce que signifie, pour lui, la magie. Insistez pour obtenir des détails. Partagez votre point de vue sur le sujet.

- Soyez reconnaissant envers la vie et manifestez-le dans toutes vos actions.

- Aidez ceux qui souffrent.

- Prenez l'habitude d'être optimiste. Déguisez-vous en meneuse de claque !

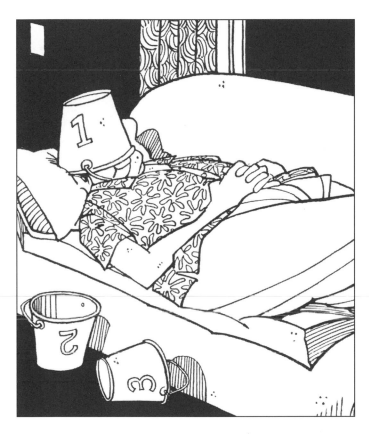

À CHACUN SA MAGIE.

L'amour

Faites surgir le doux animal qui vous habite.
Permettez-lui de choisir ce qu'il aime. Laissez-le
aimer à sa manière. **Mary Oliver**

L'amour influe sensiblement sur nos émotions et sur nos actions. Il y a toutes sortes d'amours et chacune est susceptible de nous faire ressentir sa magie. Il suffit de faire preuve d'ouverture et de disponibilité.

Il y a, bien sûr, l'amour romantique et, peu importe la quantité de chansons et de poèmes qu'il a pu inspirer, bien d'autres restent à écrire. Il y a l'amitié, ce fil conducteur qui stimule et vivifie. Il y a aussi l'amour de Dieu, de la nature, l'amour des arts, des bandes élastiques, du pudding au riz ; l'amour de la danse, de la découverte et des bicyclettes. L'amour se manifeste partout où il est convié. Et un amour multiplie les chances de rencontre d'un autre amour.

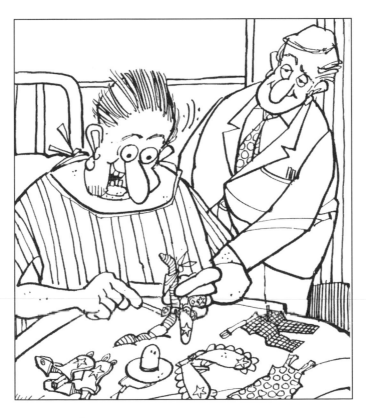

LES VERS DE TERRE SONT BEAUCOUP PLUS AMUSANTS
QU'ON NE L'IMAGINE.

- Observez attentivement la part que tient l'amour dans votre vie. Dressez un inventaire de ce que vous aimez : les gens, les choses, les idées, les expériences. Remerciez la vie de tout ce qu'elle vous offre.

- Si vous visitez un patient ou une patiente pour qui vous éprouvez de l'affection, tâchez de trouver des moyens de le lui signifier. Un clin d'œil, un sourire, une caresse déclencheront d'autres formes d'expression. Chaque malade a besoin d'amour, et vous aussi.

- En tant que visiteur, accordez-vous le plaisir de ressentir l'effet du baume que vous avez momentanément versé sur la souffrance d'autrui. C'est une réussite !

- Maintenant, tentez de propager cet amour aux autres. Faites leur connaissance. Passez quelques moments avec une personne délaissée ou blessée émotivement.

L'humour

Le propos du médecin, c'est de distraire son patient pendant que la maladie suit son cours. **Voltaire**

Quand la souffrance est immense, il devient nécessaire de la soulager. L'humour provient de ce qui nous inquiète ou nous émeut. L'expression « la thérapie par le rire » devrait prendre tout son sens dans un hôpital. Mais l'on se demande parfois quels sont, dans ce lieu-là, les moments appropriés pour pratiquer cet exercice.

Faire le clown dans les hôpitaux m'a convaincu que le rire y a sa place, même auprès des mourants. Imaginez que vous êtes gravement malade et que tout ce que vous lisez sur le visage de vos visiteurs n'est que tristesse et résignation. Votre séjour à l'hôpital serait-il supportable ? Est-ce ainsi que vous voudriez mourir ?

La solution, c'est l'humour à l'hôpital... et dans le reste du monde, qui semble bien souffrir, lui aussi !

La vie ne cesse pas d'être drôle quand les gens meurent, pas plus qu'elle ne cesse d'être sérieuse quand les gens rient.
George Bernard Shaw

Petites suggestions :

- Décidez de vivre de façon extravagante et assumez votre attitude. Dès cet instant, vous voudrez expérimenter mille et une choses. Et ça continuera.

- Faites le bouffon pour le seul plaisir de savourer la bouffonnerie. N'évaluez pas votre succès à la quantité de rires que déclenchent vos pitreries. Exécutez-vous et attendez de voir les réactions. Gardez les numéros qui obtiennent le plus de succès.

- Promenez-vous dans l'unité de soins en gloussant comme une poule. Battez des ailes. Déposez un œuf au poste d'accueil.

- Encouragez les visiteurs et les patients à jouer la sérénade dans les salles d'attente. Il est étonnant de constater comme il suffit de peu de choses pour provoquer le rire dans de tels lieux. Des chaussettes dépareillées, par exemple, ne ratent pas leur effet. La seule perspective d'un fou rire, et la bonne humeur est déjà contagieuse.

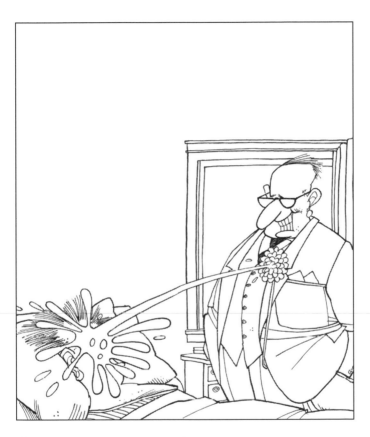

Trouvez le moment approprié pour pratiquer cet exercice.

L'émerveillement

Quand mon existence se terminera, je veux être capable de dire : toute ma vie, j'ai été la fidèle compagne de l'émerveillement. **Mary Oliver**

Ouvrez bien grand les yeux ! Du lever au coucher du soleil, continuez de vous émerveiller. Essayez de vivre chaque moment de l'existence de manière sensuelle. Respirez le parfum des choses. Observez attentivement tout ce qui vous entoure. Palpez tout. Laissez ces sensations et bien d'autres envahir votre mémoire et faites-les rejaillir, de temps à autre, de votre imagination. Il est impossible de s'ennuyer et de s'étonner en même temps. Gardez les yeux grand ouverts !

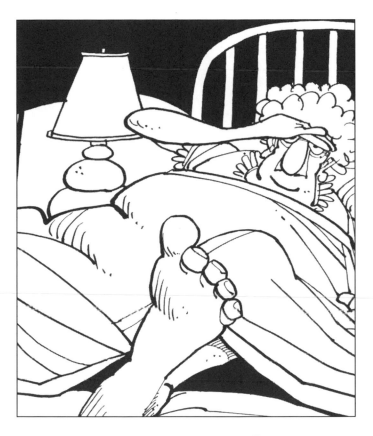

QUELLE MERVEILLE !

PETITES SUGGESTIONS :

- Faites du camping sauvage. Prenez le temps de tout observer et toucher, d'écouter et de respirer. Essayez de vous concentrer sur un seul son ou sur un seul parfum. Délimitez un mètre carré d'espace et scrutez-le à la loupe.

- Parcourez une salle d'hôpital pour vous sensibiliser à la complexité de son fonctionnement. Examinez les détails. Si vous le pouvez, colligez les anecdotes des patients et du personnel afin de concevoir ce lieu comme un organisme vivant. Regardez comment les différents types de personnalités influencent le milieu. Que fait le personnel pour aider les autres ? Observez attentivement.

- Quand je suis malade et que je dois rester à la maison pour un certain temps, j'adore feuilleter des livres qui traitent de la nature. Pensez à quelque chose qui vous a toujours intéressé, mais que vous n'avez jamais eu le loisir d'explorer. Considérez votre maladie comme l'occasion de vous échapper de votre quotidien. Faites partager ces intérêts à vos visiteurs. Inventez des histoires auxquelles tout le monde peut prendre part.

- Et puis, si tout échoue, étudiez attentivement vos pieds et vos genoux. Appréciez la perfection de leurs lignes !

La curiosité

Durant toutes ces années passées à faire le clown, j'ai été impressionné de voir à quel point la curiosité pouvait apaiser la souffrance. Lorsque je présente aux malades une pochette-surprise, rien que le fait d'avoir à deviner ce qu'elle contient les distrait de leur douleur. Ce sont peut-être les interrogations des philosophes sur des questions existentielles qui font d'eux des êtres à part. Certains sujets comme l'amour, la vie, la mort et le sens de l'existence soulèvent l'intérêt chaque fois qu'ils sont abordés.

PETITES SUGGESTIONS :

- Qu'arriverait-il si vous marchiez prudemment à reculons en pépiant comme un oiseau ?

- Offrez un cadeau emballé dans une boîte elle-même contenue dans une autre boîte, insérée, elle aussi, dans une troisième. Chacune d'elles renfermera des surprises telles que des photographies, des souvenirs, des gâteries ou un objet d'art. Empaquetez le tout de manière originale et inventive.

- Lisez des livres et des articles de revues ou de journaux qui traitent de votre maladie ou de celle de vos proches. Approfondissez le sujet. Rendez-vous compte de l'utilité de la médecine parallèle. Étudiez des livres d'anatomie jusqu'à ce que vous vous sentiez privilégié et émerveillé de posséder un corps aussi complexe.

- Si un ami ou un proche doit rester alité durant une longue période, pensez à créer un costume représentant l'organe affecté et faites-en l'objet d'une représentation théâtrale avec son concours et celui des amis. Pourquoi pas un duo ou une chorale qui chanterait, par exemple, *La jambe de bois* ?

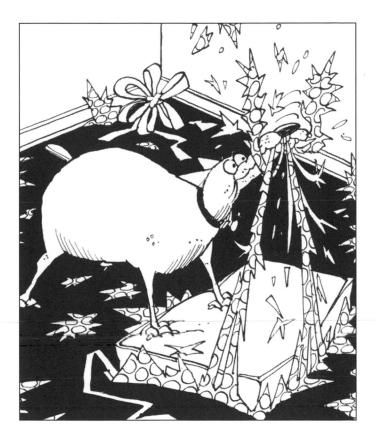

LA CURIOSITÉ STIMULE L'ENTHOUSIASME.

La créativité

Tout le monde est créatif. La créativité exige de l'imagination et un esprit inventif. L'expression, unique, de ce que vous êtes, c'est votre créativité. Que ce soit votre façon de marcher, de laver la vaiselle ou de dire bonjour, tout ce qui vous caractérise est une manifestation de votre créativité.

Elle peut créer de la magie pour les malades. Ces derniers sont généralement heureux de recevoir des visiteurs. Dans ces moments de grande vulnérabilité, ils sont reconnaissants de l'attention que vous leur accordez et des efforts que vous faites pour leur adoucir la vie. C'est le temps d'être créatif et de vous éclater.

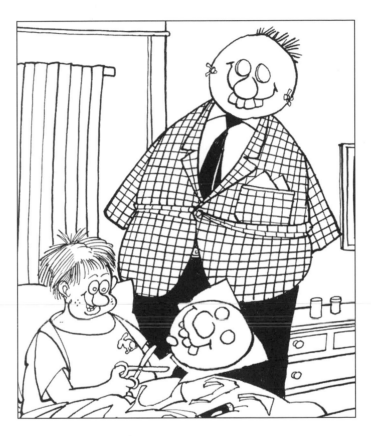

LAISSEZ LE MALADE CHOISIR SES VISITEURS.

PETITES SUGGESTIONS :

- La nourriture servie à l'hôpital est rarement appétissante. Tout en tenant compte de la diète du malade, apportez-lui un de ses plats favoris. Déguisez-vous en majordome ou en livreur de pizza. Si, de plus, votre repas est nutritif, ce sera pour lui une gratification supplémentaire.

- Certaines cartes de souhaits musicales sont drôles. Prenez la peine de vous costumer pour les offrir. À l'occasion, visitez les marchés aux puces afin de dénicher un costume de circonstance.

- Amenez un groupe d'amis pour organiser un party qui soit à l'opposé d'une fête d'anniversaire. Vous pourrez y lire une pièce de théâtre, donner un cours de pêche à la ligne ou imaginer n'importe quoi d'autre.

- Je dois profiter de l'occasion qui m'est offerte ici pour faire la promotion de la bouffonnerie. Les visiteurs loufoques sont appréciés partout dans le monde. Vous pouvez confectionner un costume de clown et l'utiliser toute votre vie pour égayer les gens. Commencez par faire la tournée des cliniques.

La nature

La nature vous comble de plaisirs qui n'appartiennent qu'à elle. **Wordsworth**

La nature est une médecine puissante. Ne la laissez jamais vous ennuyer. Appréciez chaque arbre, chaque oiseau, chaque coucher de soleil. Sentir le miracle de la vie en admirant la nature peut s'avérer essentiel pour votre bien-être. On a découvert que les animaux domestiques et les jardins avaient une influence sur notre santé. Ils sont d'ailleurs utilisés lors de thérapies cliniques. Il a été démontré, de plus, que l'observation d'un aquarium ou l'écoute du bruit de l'eau faisait baisser la tension artérielle. Quand, de leur lit d'hôpital, les patients peuvent contempler la nature, ils se portent mieux. Et parmi tous les cadeaux offerts aux malades pour les égayer, les fleurs n'ont pas leurs pareilles.

PETITES SUGGESTIONS :

- Les fleurs sont toujours appréciées... à moins que l'on n'y soit allergique.

- Cherchez, autour de l'hôpital, un jardin ou un espace vert où vous pourriez emmener le malade, en fauteuil roulant s'il le faut.

- Souvenez-vous que nous sommes dotés d'une nature humaine. Prenez plaisir à l'étudier. Elle vous réserve bien des surprises.

- Certains hôpitaux acceptent que vous ameniez, à l'occasion, un animal domestique. Celui-ci deviendra, à coup sûr, un sujet de distraction.

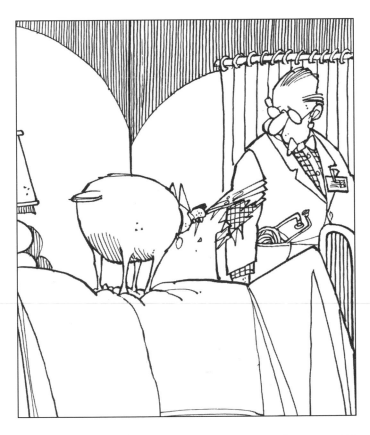

LES ANIMAUX DOMESTIQUES RÉCONFORTENT
SURTOUT LES PATIENTS.

La détente

Ne vous noyez pas dans un verre d'eau.
Richard Carlson

Lorsque le doute vous assaille, détendez-vous. Soyez décontracté, heureux, oubliez vos préoccupations. Inspirez et expirez lentement. Pensez à des choses agréables, à la chance que vous avez. Lâchez prise. Ne craignez pas d'être ému en présence de vos amis. Priez, chantez, émettez des bruits bizarres. Riez souvent et, lorsque vous serrez quelqu'un dans vos bras, faites-le longtemps. Donnez et recevez des massages. Finissez-en avec la culpabilité, la haine, le sens du devoir, le sacrifice, l'ennui, la solitude, la peur, les jugements de valeur et les formalités. Affalez-vous sur un gros coussin. Racontez-vous des choses plaisantes, répétez-les aux autres.

Le stress et l'anxiété sont nuisibles aux personnes qui ne réussissent pas à se détendre. Pratiquez diverses techniques de relaxation.

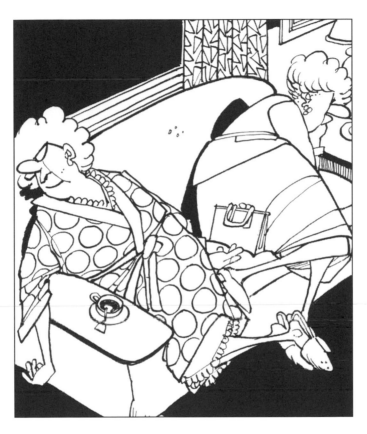

CAUSER ET ÉCOUTER DÉTEND
À LA FOIS LE VISITEUR ET LE MALADE.

PETITES SUGGESTIONS :

- Remarquez comme, souvent, le seul fait d'avoir une conversation agréable et d'écouter un patient ou un ami suffit pour détendre les deux interlocuteurs.

- Une simple apparition, même brève, détend parfois un ami perturbé.

- Marchez et flânez là où vous en avez envie. Arrêtez-vous pour respirer le parfum des fleurs.

- Écoutez votre musique favorite. Arrosez vos plantes. Jouez avec vos enfants.

La communauté

Des études approfondies révèlent que le sentiment d'appartenance à une communauté et le soutien de celle-ci constituent un facteur déterminant pour se remettre d'une crise cardiaque. Lorsque je parle de communauté, je ne me réfère pas à un lieu géographique inscrit sur une carte topographique, mais plutôt à un regroupement de personnes. Il peut s'agir de gens qui fréquentent la même église, qui sont membres d'une même organisation civique ou d'un club sportif. Une communauté peut aussi inclure les clients d'une même épicerie.

Au cours de l'histoire, la communauté a d'abord été une tribu et, par la suite, un village. À l'origine, elle offrait à ses membres la protection, la sécurité et une défense contre les attaques extérieures. Aujourd'hui, en l'absence de cette organisation tribale, les individus sont responsables de leur propre sécurité. Je crois que, dans nos sociétés modernes, une grande part d'anxiété est due à cette perte d'appartenance.

Si vous avez des amis, vous pouvez facilement former une communauté. Entretenir ces liens d'amitié aide à vous maintenir en bonne santé, ce qui permet, en même temps, d'offrir un cadeau à Gaïa, notre Terre. Pour assurer la survie de notre espèce, nous devrons développer une communauté à l'échelle planétaire, et ce très rapidement.

PETITES SUGGESTIONS :

- Dressez un inventaire de toutes les associations auxquelles vous avez appartenu. Écrivez quelques mots au sujet de chacune d'elles. Ajoutez à cette liste les autres groupes avec lesquels vous êtes en contact chaque jour par l'entremise de l'un ou l'autre de leurs membres. Vous vous apercevrez que si l'on ajoute les gens que l'on croise à la banque, ceux qui comme nous détiennent un abonnement pour une série de spectacles quelconque ou encore ceux qui sont abonnés aux mêmes magazines que nous ou possèdent des voitures de même marque, la liste est longue. Il doit bien y avoir une dizaine de milliers de noms qui y sont inscrits. Notez le nombre de personnes avec qui vous partagez les mêmes intérêts.

- Faites l'étude d'une petite communauté comme une unité de soins dans un hôpital. Promenez-vous, posez des questions, offrez votre aide aux autres, bavardez avec des patients esseulés ou inquiets. Notez l'influence qu'exercent les différents professionnels de la santé que vous croisez. Interrogez le personnel de l'entretien ménager. Répandez de la gaieté autour de vous.

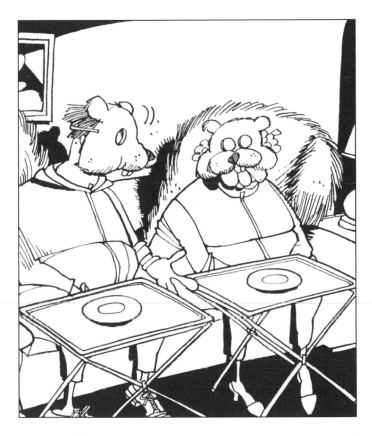

JE CROYAIS QUE TU APPORTERAIS AU MOINS LES NOIX !

- Quels sont, selon vous, les facteurs qui contribuent à raffermir le sens de la communauté ? Observez vos interactions avec les autres. Comment ces rencontres, même si elles sont occasionnelles, pourraient-elles favoriser le développement d'une communauté ? Qu'est-ce qui vous empêche de vous mettre à l'œuvre ?

- Une merveilleuse façon de comprendre ce que signifie une communauté, c'est d'en créer une et d'y rester pendant au moins une dizaine d'années. Un engagement moins long est cependant tout aussi valable. Pourquoi, par exemple, ne pas fonder une section locale de La Société des amoureux des couchers de soleil ?

La passion

Le secret de l'existence, c'est d'avoir une tâche à accomplir. Un travail auquel vous dédiez votre vie entière, quelque chose vers quoi tout converge chaque minute de la journée durant toute votre vie. Et, le plus important, c'est que cette tâche soit impossible à réaliser. Henry Moore

La passion, c'est de nourrir des pensées et des sentiments pour quelque chose qui vous attire irrésistiblement, un élément sans lequel vous ne pouvez imaginer votre vie. Il est difficile de dire si une passion nous dévore ou si c'est nous qui la consumons. Bien que cette expérience soit très intense, elle n'est pas douloureuse puisque nous souhaitons vivre cette intensité. Il est essentiel de baser ses passions sur l'amour et non sur le pouvoir ; autrement, elles sont dommageables à tous ceux qu'elles touchent.

Un passe-temps, une amitié ou une idée, voire chaque étape de la vie, peut être abordé avec la même fougue. Beaucoup de gens malades mettent de côté leurs passions jusqu'à leur guérison, disent-ils. J'ai souvent remarqué, et particulièrement dans le cas des gens atteints d'une maladie chronique, que ceux qui gardent leur enthousiasme, non seulement guérissent plus vite, mais poursuivent par la suite une vie plus accomplie. Ils inspirent les autres. La découverte des passions des autres constitue l'une de mes explorations favorites. Essayez de partager celles de vos amis.

PETITES SUGGESTIONS :

- Songez à l'ensemble de votre vie. Quelles ont été vos passions ? Comment se sont-elles transformées au fil du temps ? Comment avez-vous développé ces intérêts ? Quel passe-temps vous a procuré le plus de plaisir ? Quel sport ? Certaines de vos passions sont-elles toujours vivaces ?

- Découvrez-vous une nouvelle passion. Au cours du prochain mois, cherchez et trouvez un intérêt (une idée, une personne ou un lieu) qui vous animera. Étudiez-le attentivement, parlez-en autour de vous et écrivez à ceux qu'il pourrait captiver.

- Souvenez-vous d'un ami, et pensez à ce que vous aimeriez faire pour lui de façon particulière. Ne vous fixez pas de limites. Laissez votre affection pour cette personne guider vos sentiments. Faites des choses uniquement pour le plaisir qu'elles vous procurent.

- Pensez à une façon amusante de partager l'une de vos passions avec un malade. Montez un spectacle, visionnez des diapositives avec lui, chantez un air d'opéra ou montrez-lui votre collection de briquets Zippo.

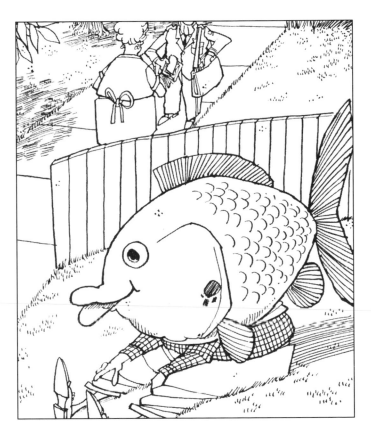

DÉSORMAIS, LA FEMME DE BOB INTERCEPTE TOUTES LES REVUES ET TOUS LES MAGAZINES QUI TRAITENT DE LA PÊCHE OU DES POISSONS.

L'exercice physique

Le corps est le produit de l'esprit sain.
George Bernard Shaw

Faire de l'exercice est si important que je souhaiterais que cela devienne une activité obligatoire. Tout ira mieux si vous êtes en bonne forme. L'exercice est tout aussi vital si l'on souffre d'une incapacité physique, il s'agit alors de choisir l'entraînement approprié. Certaines activités, comme les tractions au sol et les poids et haltères, renforcent les muscles. La course, la bicyclette et la marche développent l'endurance, tandis que le yoga assouplit les muscles. Ne lésinez pas sur le temps consacré à la pratique de ces activités. Il est difficile d'être pessimiste lorsque l'on fait régulièrement de l'exercice ; c'est une façon de s'assurer un avenir prometteur en y investissant du temps et de l'effort. N'importe quelle activité physique constituera un pas de géant dans cette direction.

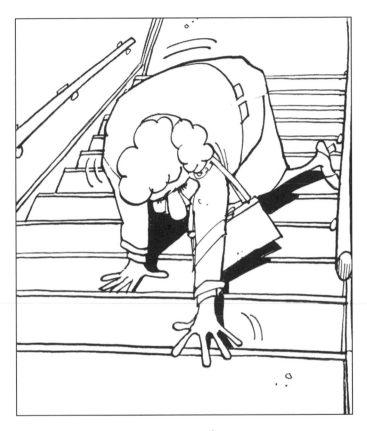

NE PRENEZ PAS L'ASCENSEUR, DESCENDEZ L'ESCALIER.

PETITES SUGGESTIONS :

- D'accord, vous êtes alité ! Alors, remuez toutes les parties de votre corps que vous pouvez bouger tant que vous en êtes capable. Si c'est possible, levez-vous et marchez. Faites semblant de danser le tango avec la tige de soluté. Prétextez ressentir soudainement des spasmes bizarres pour vous contorsionner dans votre lit.

- Ne prenez pas l'ascenseur, montez l'escalier.

- Courez sur place en avançant et en reculant ; faites-le dix minutes dans chaque sens. L'effet sera le même !

- Pour les amoureux des livres, une bicyclette stationnaire munie d'un support pour les déposer vous assure une période de lecture quotidienne.

L'espoir

*L'espoir, c'est un objet orné de plumes qui se
perche dans votre âme.* **Emily Dickinson**

Les visiteurs peuvent procurer beaucoup
d'espoir à leurs amis malades ou à leurs proches.
Souvenez-vous que tous les pronostics émis sur l'état
d'un malade, y compris les plus sombres, ne sont que
des paris de joueurs. Réfléchissez au nombre de gens
qui jouent à la loterie même s'il n'ont qu'une chance
sur un million de gagner. Chaque individu croit au
miracle et espère détenir un billet gagnant. Dans le
milieu médical, plusieurs médecins ont été témoins
d'étonnants miracles de guérison dans le cours de leur
pratique. Alors, demeurez optimiste !

Peut-être l'espoir nous enseigne-t-il qu'il
existe un immense mystère au-delà duquel nous ne
contrôlons rien ? Parfois, nous souhaitons notre
guérison ; parfois, nous n'aspirons qu'à diminuer
notre souffrance. De grâce, si vous êtes pessimiste
ou d'humeur plaintive, épargnez vos visiteurs. Une
attitude positive est beaucoup plus salutaire que vous
ne l'imaginez.

Petites suggestions :

- Avant de visiter un malade, entraînez-vous à espérer de grandes choses telles que la paix dans le monde, un environnement sans pollution, le respect de la diversité. Lorsque vous serez gonflé d'espoir, sortez de chez vous et répandez-le autour de vous.

- Chaque jour, imaginez quelque chose que vous pourriez réaliser moyennant un certain effort. Attelez-vous ensuite à la tâche.

- Promenez-vous dans l'unité de soins en offrant de l'espoir aux autres par votre attitude. Souvenez-vous qu'un malade debout et capable de marcher est un visiteur potentiel pour un autre patient. Donc, tout ce qui est proposé ici s'applique aussi aux convalescents.

- Que l'espoir demeure, à chaque instant, un élément fondamental de votre vie. Appréciez l'optimiste qui louche. Ne faites pas appel à l'ophtalmologiste pour le guérir.

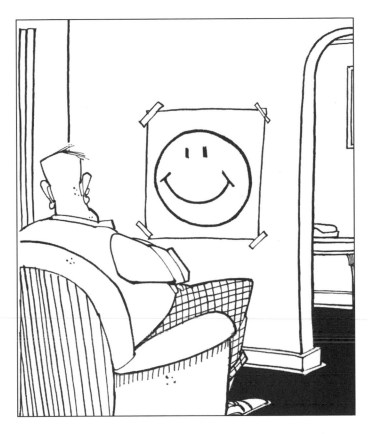

MOYENNANT UN CERTAIN EFFORT, ATTELEZ-VOUS À LA TÂCHE.

L'imagination

L'imagination est plus importante que la connaissance. **Albert Einstein**

L'imagination est une ressource infinie qui ne se tarit pas, peu importe qu'on l'utilise trop ou trop peu. Si vous vous dites : « Oh, je n'ai pas d'imagination... », vous aurez alors des plaisirs en réserve quand vous découvrirez le puissant outil avec lequel vous êtes né. Tous les individus le possèdent. Chaque pensée, chaque rêve nocturne ou diurne est le signe que votre imagination existe et est bien vivante.

L'imagination, c'est le partenaire ultime. Elle vous suit partout, fait tout avec vous et c'est gratuit. Bien que la plus grande part de vos fantaisies ne quitte jamais votre tête pour se transformer en actions, elle stimule quand même celles que vous entreprenez. Je crois que l'imagination est le cadeau le plus complexe que la vie nous ait donné. Il existe une certaine partie de notre potentiel imaginaire que nous ne touchons jamais. C'est comme si nous devions le camoufler pour avoir le loisir de nous ennuyer. Quelqu'un qui ne trouve rien à faire possède, malgré tout, un esprit très fertile. Utilisez votre imagination avec passion, vous aurez des surprises. C'est le lieu où tout est possible, et ce dès maintenant.

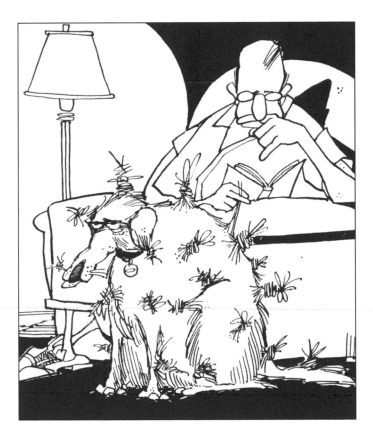

L'IMAGINATION EST UN CADEAU COMPLEXE.

Petites suggestions :

- La prochaine fois que vous serez coincé dans la circulation ou alité, faites travailler vos méninges. Que se passerait-il si la chlorophylle était orangée plutôt que verte ? Si nous avions cinq bras autour des épaules, donnerions-nous des accolades plus chaleureuses ?

- Demandez-vous comment votre existence, la communauté et la société stimulent votre imagination. Jusqu'à quel point vos aversions et vos goûts sont-ils influencés par les médias ? Libérez votre imagination de toutes les contraintes. C'est vous qui tenez les rênes !

- Qu'est-ce qui excite votre imagination et la rend débordante ? Quelles sont les activités qui l'aiguillonnent ? Je pense que la télévision a atrophié notre imagination. Fermez la télé. Découvrez votre créativité.

- Développez un nouvel intérêt pour les extrêmes. Payez-vous des fous rires plus souvent.

La paix

Je me demande à quoi ressemblerait le monde si la paix y régnait. C'est la seule chose dont je parle ici que je n'ai jamais expérimentée. Il faudrait s'entendre, les uns les autres, pour ne pas se blesser réciproquement. Chacun d'entre nous peut tenter de vivre en paix dans son quotidien. En établissant des relations authentiques avec nos semblables, on peut augmenter les chances de paix. Les gens pacifiques créent autour d'eux un environnement plus calme. C'est pourquoi j'adore faire le clown, ça transforme l'atmosphère ambiante. Les animaux en peluche produisent le même effet.

Avant de régner dans le monde, la paix doit d'abord s'établir en chacun de nous. La quiétude intérieure diminue la tension artérielle et soulage le stress. Elle produit le même effet autour de nous.

Quand nous aurons atteint à cette sérénité, nous vivrons dans un monde plus coopératif, plus créatif et plus dynamique qui aura une incidence positive sur notre santé. La paix nécessite un effort collectif. Chaque individu peut tendre vers ce but si important et participer à sa réalisation.

PETITES SUGGESTIONS :

- En tant que visiteur, soyez prêt à écouter le malade et sa famille et à compatir avec toute la peine, la colère, la tristesse qu'ils peuvent ressentir. Soyez calme, faites preuve de patience et montrez-leur votre désir de les aider.

- Si vous chantez, jouez d'un instrument de musique ou possédez un autre type de talent, vous pouvez en faire profiter le convalescent. Une présence amicale apportera de la gaieté dans sa vie et l'apaisera.

- En tant que patient, soyez gentil, aimable et remerciez de façon chaleureuse les personnes qui vous réconfortent. Faites quelque chose pour témoigner votre gratitude au personnel de l'hôpital. Ces personnes sont probablement débordées et ne peuvent passer tout le temps qu'elles souhaiteraient auprès de leur clientèle.

- De grâce, lorsque vous visitez des malades, laissez derrière vous les querelles, les discussions orageuses et les problèmes. La compassion et la gentillesse sont de mise.

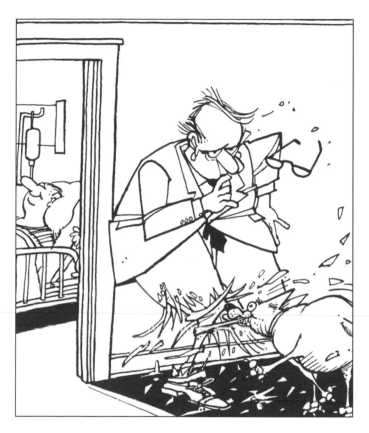

LA PAIX NÉCESSITE UN EFFORT COLLECTIF.

La famille

La maison familiale, c'est le lieu où nous sommes certains d'être accueillis. **Robert Frost**

Une famille est composée d'individus qui nous aiment et que nous aimons. Que ce soit la famille nucléaire ou la famille élargie, la famille des amis ou celle de l'humanité, toutes peuvent nous procurer de la sécurité et de la tendresse.

Les membres de votre famille immédiate ne sont pas toujours les personnes avec qui vous avez le plus d'affinités. Cependant, ils vous offrent des occasions de rencontres et de rapprochement. En cas d'échec, cherchez ailleurs. Il existe nombre de foyers potentiels prêts à vous accueillir. Maintenez le plus grand nombre de liens familiaux possible, n'importe quel type de famille peut combler votre besoin d'amour.

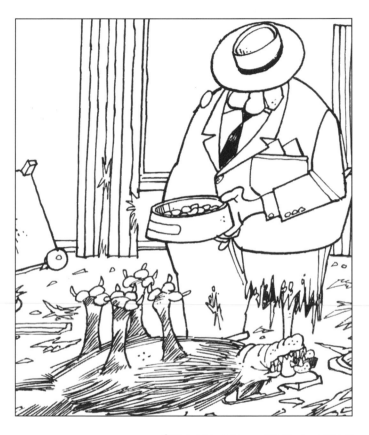

QUI FAIT PARTIE DE VOTRE FAMILLE ?

- Observez attentivement les différents types de famille qui vous entourent. Apprenez l'histoire et la généalogie de chacune d'elles. Visitez au moins deux parents et deux vieux amis que vous n'avez pas vus depuis quelque temps. Soyez sensible aux mutations des familles, elles symbolisent le flux de la vie. Une famille, c'est un miroir qui nous aide à comprendre qui nous sommes. La vie familiale stimule et alimente par conséquent la vie professionnelle. Quand nous avons besoin d'un refuge, il y a toujours la famillle.

- Téléphonez à tous les membres de votre famille, de quel que type qu'elle soit, dès aujourd'hui.

- Appréciez à chaque instant votre chance d'appartenir à la grande famille de l'humanité. Vous saurez que vous en faites véritablement partie le jour où vous y serez à l'aise et cesserez de vous y sentir étranger. Imaginez, chaque jour, un monde débordant d'amour pour l'humanité entière. Le poète Walt Whitman a merveilleusement décrit cet amour. Procurez-vous l'un de ses ouvrages.

- Lorsqu'on leur demande si elles ont une famille, certaines personnes répondent : « Bien sûr, j'ai deux chats ! » J'adore cette réplique. Les plantes de votre jardin pourraient-elles faire partie de votre famille ? J'ai rencontré des gens qui incluaient leur voiture ou leur camion dans la leur. Qui fait partie de la vôtre ? Les nombreux flamants roses qui décorent votre parterre ?

Rendre service

Seule vaut la peine une vie vécue au service des autres. **Albert Einstein**

Il n'y a pas de meilleure médecine pour l'âme que de consacrer du temps aux autres et aux choses de la nature. Je suis toujours étonné d'entendre si souvent des médecins et des infirmières ayant travaillé bénévolement dans des cliniques aux États-Unis ou ailleurs dans des pays plus pauvres, dire sans arrêt que ce travail a été, pour eux, le plus gratifiant de tous.

Une mère consacre sa vie au service des autres. Je ne fais pas référence aux tâches et obligations de la vie quotidienne. Je parle de se rendre utile pour le simple plaisir de donner. Une faveur est en soi une récompense, elle comble celui qui l'accorde autant que celui qui la reçoit.

PETITES SUGGESTIONS :

- Que vous soyez un patient ou un visiteur, soyez indulgent envers tout le monde. La bienveillance crée l'atmosphère la plus propice à la guérison. Elle est aussi un baume dans n'importe quelle circonstance.

- Côtoyez le personnel d'entretien et les infirmières dans l'exercice de leurs fonctions et remerciez-les du travail qu'ils accomplissent pour vous et pour ceux que vous aimez.

- Visitez les autres patients. Nouez de nouvelles amitiés. Amenez les gens qui vous entourent à former une sorte de communauté. Lorsque vous le pouvez, visitez des cliniques et offrez votre chaleur, votre humour et votre compassion à ceux qui y vivent.

- À l'intérieur de votre propre communauté, repérez les personnes qui sont dans le besoin et celles qui souffrent. Trouvez une façon de leur être utile en exploitant vos propres talents.

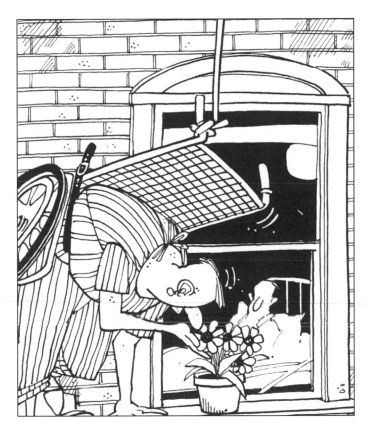

TROUVEZ UNE FAÇON D'ÊTRE UTILE
EN EXPLOITANT VOS TALENTS.

L'amitié

Tu es mon miroir. Dans tes yeux, j'ai la preuve de mon existence. J'habite en toi et je sais qui je suis.

May Swenson

Pour la majorité des gens, les amis occupent la place la plus importante dans leur vie, et de loin. En tant que médecin, j'ai noté que la souffrance était, la plupart du temps, liée à la solitude. Les êtres humains ont besoin de l'amour des autres, et surtout de celui de leurs amis, pour demeurer en bonne santé. La solitude engendre souvent la maladie et la violence.

PETITES SUGGESTIONS :

- Soyez un ami pour vous-même. Pérorez, dix minutes par jour, sur l'aimable personne que vous êtes. Embrassez un miroir !

- Pensez à vos amis. Adressez à chacun une carte fantaisiste pour les remercier de l'affection qu'ils vous témoignent.

- Essayez, une semaine durant, de vous comporter comme si tout le monde était votre ami. Considérez-vous comme une personne affable. Exagérez. Pour ma part, j'aime me poster au coin d'une rue achalandée pour dire *Allô !* et saluer tout le monde d'un geste de la main.

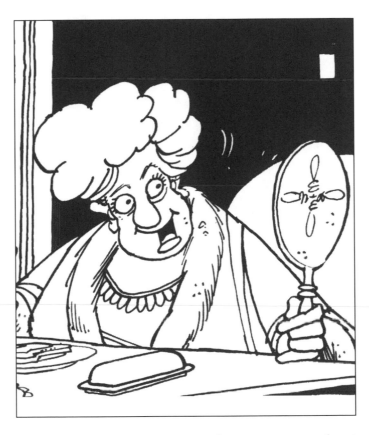

COMMENT VAS-TU CHÉRIE ?

- Déterminez les objets avec lesquels vous entretenez une relation amicale : votre camion, votre tasse à café ou un chapeau. Engagez une conversation avec cet objet en lui donnant la réplique. Quand votre numéro sera au point, exécutez-vous en public.

NOUER DE NOUVELLES AMITIÉS :

- Si vous voulez vous lier d'amitié avec des gens, apprenez à les découvrir du mieux que vous pouvez. Intéressez-vous aux mêmes choses qu'eux. Manifestez sans retenue vos sentiments les plus profonds. Partagez leurs rêves de toutes les manières imaginables, de sorte qu'ils deviennent aussi les vôtres. Efforcez-vous de connaître véritablement ces personnes, c'est un cadeau d'amitié.

- Entretenez vos amitiés en leur consacrant du temps. Les appels téléphoniques, les lettres et le courrier électronique vous permettent de le faire à distance.

- Au travail et à la maison, entourez-vous de photos offertes par vos amis et de souvenirs qu'ils vous ont rapportés. Ces objets sont des fenêtres pour votre âme.

- Offrez le gîte et un soutien moral à vos amis. Préférez la garantie du clan à celle du revenu.

- Partagez des loisirs avec vos amis chaque fois que vous en avez l'occasion.

L'alimentation

Le régime alimentaire le plus nutritif qui existe est de toute évidence celui basé sur un bon équilibre entre la nourriture végétarienne et la nourriture macrobiotique. Mangez des fruits et des légumes comme collation. Buvez beaucoup d'eau, et buvez-en encore. Bannissez de votre alimentation les denrées traitées chimiquement. Remplacez-les, dans la mesure du possible, par des produits frais, sinon achetez des aliments biologiques. Il est essentiel de réduire notre consommation de sucre, de gras et de sel pour se nourrir de façon équilibrée.

Apprendre à cuisiner peut développer votre goût pour certains aliments que vous n'avez jamais aimés. Réjouissez-vous de tous les petits progrès que vous accomplissez, comme manger du riz brun plutôt que du riz blanc. Pour la plupart des gens, il suffit simplement de diminuer les portions pour obtenir l'équilibre recherché.

PETITES SUGGESTIONS :

- Informez-vous de ce que le patient est autorisé à manger et préparez-lui un pique-nique. Même s'il est préférable de n'apporter que des aliments nutritifs, il est permis, à l'occasion, d'ajouter quelques friandises dans le panier. Des plats concoctés avec amour sont en soi bons pour la santé. C'est le geste ou le rituel qui importe.

- Lisez des ouvrages ou des articles de revues qui traitent de nutrition. Découvrez pourquoi les recherches encouragent nombre de gens à devenir végétariens.

- À l'occasion de vos visites, apportez des plateaux de fruits et de légumes frais pour le personnel et les patients.

- Apprenez à jardiner. Apportez à l'hôpital les tomates qui vous ont valu un prix.

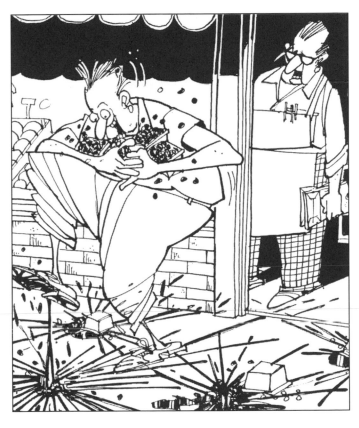

C'EST IRRESPECTUEUX POUR LES FRUITS EN GÉNÉRAL
ET POUR LES GROSEILLES EN PARTICULIER !

La sagesse

L'expérience, ce n'est pas ce qui vous arrive, mais ce que vous faites avec ce qui vous advient.
Aldous Huxley

Si la sagesse est un diamant, l'expérience, elle, est une mine de diamants.

Souvent la sagesse consiste à reconnaître comment l'on peut être aveugle à certains aspects des choses. Il est donc sage de tenter de se faciliter la vie. Le degré de sagesse souhaité et celui effectivement atteint diffèrent chez chaque individu.

La sagesse des autres est toujours à notre portée. On peut la découvrir en lisant la Bible ou le Coran, un poème, un traité politique ou une bande dessinée ou encore, en contemplant une œuvre d'art.

Le partage au sein de la communauté constitue une forme d'expression de la sagesse. Et ce partage est, sans contredit, une expérience communautaire. Ainsi, vous pouvez en faire la récolte tous les jours.

Le poème suivant de Mary Oliver renferme une précieuse dose de sagesse. C'est une ordonnance à prescrire pour maintenir une vie aimante et joyeuse, garante d'une bonne santé et utile à la communauté.

QUAND LA MORT VIENDRA

Quand la mort viendra
tel l'ours affamé, l'automne
quand la mort viendra
je veux franchir la porte, curieuse et intriguée
de savoir à quoi ressemble cette villa de noirceur

d'ici là, je considère toute chose
comme une fraternité, comme une sororité
j'envisage le temps comme une simple idée
et je considère l'éternité comme
une autre éventualité

j'imagine chaque vie comme une fleur
aussi simple
qu'une marguerite des champs et aussi précieuse
et chaque nom comme une musique
réconfortante qui, pareille à toutes
les musiques, mène vers le silence
et chaque être comme un bastion de courage
quelque chose d'antérieur à la terre.

Quand tout sera terminé, je veux pouvoir dire :

toute ma vie,

j'ai été l'épouse de l'émerveillement

j'ai été le fiancé, entourant le monde de ses bras

Quand tout sera terminé,

je ne veux pas me demander

si j'ai fait de ma vie quelque chose d'exceptionnel

ou de réel

je ne veux pas me retrouver soupirant et effrayée

ou me justifiant.

Je ne veux pas partir comme si je n'avais fait que visiter cette planète.

PETITES SUGGESTIONS :

- Pensez à toutes les informations et les idées qui fondent votre sagesse. Observez la manière dont celle-ci se manifeste dans vos relations interpersonnelles. Où souhaiteriez-vous en trouver davantage ?

- Lorsque vous remarquez une expression empreinte de sagesse, qu'elle ait été formulée ou manifestée par votre conjoint ou votre médecin ou que vous l'ayez lue dans un livre, inscrivez-la sur un bout de papier que vous fixerez sur un mur. Notez ainsi les sources de votre propre sagesse.

- Chacun de nous se plaît, occasionnellement, à penser qu'il est investi de ce don. En réfléchissant à votre maladie, pensez aussi à certains principes de vie que vous avez cru sages. L'étaient-ils vraiment ? Compte tenu des circonstances, le sont-ils toujours ? La sagesse peut se renouveler.

- Si vous aimez converser avec les gens, soyez curieux et attentif à la sagesse des propos de vos interlocuteurs. Discutez aussi souvent que possible avec tous ceux que vous côtoyez. De cette façon, vous contribuerez à créer un monde plus respectueux de la diversité.

L'estime de soi

Personne ne peut être sûr de ce qu'il est par la seule connaissance qu'il a de lui-même.

Mary Swenson

L'un des facteurs les plus importants pour se maintenir en bonne santé, c'est d'avoir une bonne estime de soi. Aimez-vous comme vous aimeriez un ami et soyez fier de vous. Si vos parents et vos amis ne semblent pas vous apprécier à votre juste valeur, continuez d'être attentif aux compliments des autres. Acceptez les messages d'amour qu'ils vous envoient. Faites-leur confiance pour percevoir avec justesse qui vous êtes.

Soyez l'individu que vous souhaitez être et faites tout ce qui est en votre pouvoir pour combler vos besoins et satisfaire vos désirs. Cette attitude se situe à l'opposé d'une conduite égoïste. Il faut s'aimer soi-même pour aimer les autres.

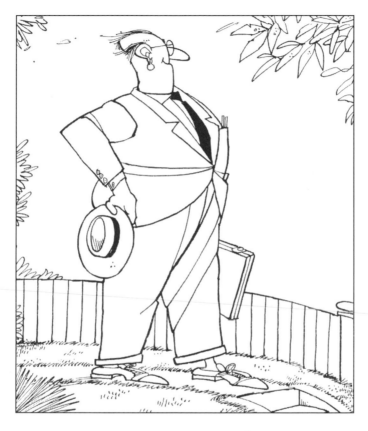

SOYEZ FIER DE VOUS.

PETITES SUGGESTIONS :

- Promenez-vous avec un miroir. Regardez-vous droit dans les yeux une demi-heure par jour. Habillé ou déshabillé, maquillé ou non, adoptez toutes sortes de mimiques. N'êtes-vous pas génial ?

- Examinez votre vie. Dans quelles circonstances vous êtes-vous aimé tel que vous étiez ? Notez tout ce que vous avez accompli et imaginez ce que serait le monde sans vous. Si vous avez l'impression de ne pas avoir fait grand-chose, alors partez et réalisez vos rêves, les vrais. Voyez comme c'est plus simple quand vous acceptez que les gens vous aident.

- Le clown en moi vous suggère ceci : dénichez un déguisement qui correspond au personnage excessif qui vous habite et répandez la joie autour de vous. Visitez les cliniques. Rien ne vous rendra aussi fier de vous que les services que vous aurez rendus aux autres.

- Échangez des détails intimes de votre histoire personnelle avec une centaine de personnes durant au moins huit heures au total. Idéalement, partagez la moitié de ce temps chez l'un et chez l'autre ou choisissez un lieu neutre. Échangez sur vos passions et partagez vos intérêts. Décidez qui vous voulez être et soyez, à chaque instant, cet individu.

Conseils
AUX VISITEURS

Grâce aux visites des amis et des collègues, les malades peuvent maintenir une relation profitable avec leur communauté.

N'importe qui peut aider un ami hospitalisé. Plus longtemps dure le séjour, plus importantes sont les visites. Si le patient accepte de recevoir des visiteurs, allez le voir chaque fois que vous le pouvez. Chacune de ces visites est un excellent remède pour le malade et... pour le visiteur. À titre d'exemple, des études démontrent que les gens qui ont des amis dévoués survivent mieux aux crises cardiaques.

Les recherches en neuropsycho-immunologie confirment ce que les poètes, les artistes, les mystiques et les fous ont toujours su : l'amour, la compassion, l'humour, l'empathie, la tendresse, la foi, le contact physique, la créativité et l'entraide contribuent au bien-être des gens. Ainsi, n'importe quelle visite qui procure l'un de ces bienfaits est un baume. Et de grâce, oubliez momentanément vos ennuis et évitez les discussions inutiles. Si ces préoccupations concernent aussi le malade, attendez qu'il soit rétabli ou résolvez les problèmes vous-même.

La section qui suit fournit des conseils utiles aux visiteurs. Faites en sorte que vos visites soient gaies et profitables.

La bienveillance

Si l'on amalgamait la compassion, l'amour, l'humour, l'empathie, la tendresse, la foi, les caresses, la créativité et l'entraide et que l'on devait nommer cette concoction, on l'appellerait bienveillance.

Détendez-vous ! Peu importe les séquelles de la maladie ou la pâleur de la personne alitée, celle-ci est toujours l'amie que vous aimez. À moins d'être d'une nature grincheuse ou geignarde, demeurez vous-même.

Sachez écouter. Souvent, c'est ce que l'on peut faire de mieux. Soyez attentif lorsque le patient partage avec vous sa journée par le menu détail — ses peurs, ses espoirs et ses frustrations. Faites preuve d'empathie, racontez-lui votre histoire, montrez-lui vos propres cicatrices si vous en avez.

L'affection

Si le malade est votre ami intime, alors témoignez-lui votre affection comme il vous convient, de manière spontanée. Une grand-mère qui fait des courtepointes et un motard manifestent sans doute différemment leur tendresse et leur affection. Songez à ce que la personne alitée représente pour vous, éprouvez-le comme de l'amour et exprimez cet amour sous forme de compassion lors de votre visite.

Être partenaire de l'équipe de soins

Si le séjour à l'hôpital se prolonge, il exigera de votre part une bienveillance constante. N'envisagez pas ces visites comme une obligation ou une responsabilité écrasante, considérez-les plutôt comme le privilège de faire partie de l'équipe soignante. Pensez à des mots tels que copain, ami, camarade, collègue, partenaire, allié, complice. Ensuite, mettez-vous à l'œuvre.

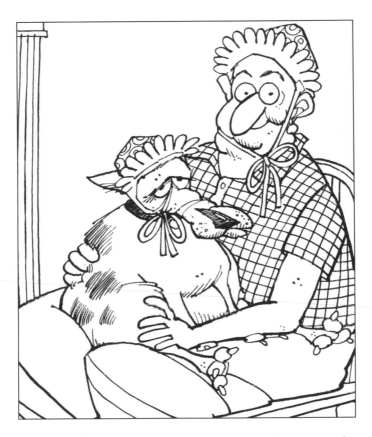

TÉMOIGNEZ VOTRE AFFECTION DE MANIÈRE SPONTANÉE.

Le pouvoir des objets et des photos

Lorsqu'ils étaient petits, mes deux enfants possédaient chacun un porte-bonheur. Le premier était très attaché à une couverture, et le second ne quittait pas son ourson. En tant que médecin, j'étais toujours étonné de constater à quel point, chaque fois, ces amulettes calmaient et tranquillisaient rapidement mes fils. Je ne connaissais pas de médicament qui leur eut apporté un tel apaisement.

Au fur et à mesure que les enfants grandissaient, je voyais bien les pressions exercées pour qu'ils se détachent de leur mascotte. Je souhaiterais pourtant que bien des adultes, à qui l'on prescrit des antidépresseurs ou des anxiolytiques, retrouvent leur ourson ou leur doudou. Pour le rat de bibliothèque, l'objet magique c'est peut-être un livre, et pour le jardinier, un chapeau de paille.

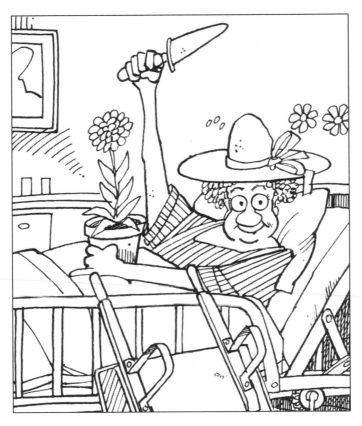

PENSEZ À OFFRIR UN OBJET FÉTICHE.

Essayez de découvrir les intérêts et les passe-temps de la personne que vous visitez. Pensez à lui offrir un objet fétiche tel qu'une balle de baseball autographiée ou une partition musicale. Le souvenir le plus commun reste la photo. Elle rappelle les êtres aimés ou des circonstances mémorables ; elle transporte ailleurs, loin de la maladie et elle apaise.

Des objets religieux — un bouddha, une croix ou une plume — sont aussi précieux. Souvent, les patients disposent leurs cartes de souhaits de prompt rétablissement en forme de guirlande protectrice, une sorte d'accolade de papier.

Le contact physique

Le contact physique est essentiel au bien-être. Il n'existerait pas de communauté humaine si les individus ne se touchaient jamais. Pensez seulement à la façon dont le mot lui-même est utilisé. L'on dit d'une histoire qui nous émeut qu'elle nous *touche* et de la personne émue qu'elle est *touchée*. Joindre quelqu'un par lettre ou par téléphone se dit aussi *toucher quelqu'un*. De même, les professionnels de la santé ont parfois une *touche* magique.

Je vous en prie, faites en sorte de maintenir des contacts physiques avec les gens que vous visitez. Tenez la main de votre ami, regardez-le dans les yeux. Ne partez pas sans le serrer dans vos bras, au travers ou autour des tubes auquel il est possiblement relié. Un massage, prévu ou non, est réconfortant et favorise la détente.

Chaque fois qu'une voix intérieure vous dit : « Je souhaiterais être utile », vous pouvez toujours caresser votre ami.

La disponibilité

Avant de proposer votre aide à un malade ou à sa famille, sachez où se situent vos limites. Lorsque vous êtes assuré de les connaître, offrez vos services. Parfois, nourrir les animaux domestiques, arroser les plantes ou prendre soin des enfants sont autant de façons de vous rendre utile. Si un proche a besoin d'un ami, sauriez-vous en être un ? Si le malade ne peut habiter seul à sa sortie de l'hôpital, pourriez-vous l'héberger quelque temps ? S'il n'obtient pas tous les soins nécessaires parce qu'il manque d'argent, seriez-vous prêt à organiser une levée de fonds ? Ce sont tous ces gestes qui aident à bâtir une communauté.

Détendez-vous, soyez vous-même. Fermez la télé et engagez la conversation. Racontez des histoires, répétez des potins et faites en sorte que ce soit léger. C'est le moment par excellence de renouer avec votre ami ou d'approfondir une vieille amitié.

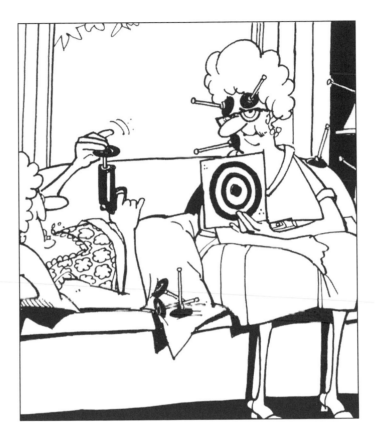

SACHEZ OÙ SE SITUENT VOS LIMITES.

Faites la connaissance des autres patients qui occupent la chambre. Présentez-vous à eux et essayez de retenir leurs noms. C'est efficace pour créer une petite communauté qui favorise la guérison.

Même si le patient est très malade ou dans le coma, n'écourtez pas votre visite. Tenez-lui les mains ou serrez-les lui pendant que vous lisez ou racontez une histoire.

Le plaisir, le jeu et le rire

Le plaisir, c'est ce que j'appelle l'humour en action, et le rire qui l'accompagne est un merveilleux médicament à apporter dans une chambre d'hôpital. Des études démontrent que le rire soulage la douleur, diminue la tension artérielle et stimule le système immunitaire. Bien des gens puisent leur humour dans les péripéties de leur vie, passée ou présente, pour faire ressortir les aspects cocasses de l'existence.

Quand vous êtes au chevet d'un malade, distrayez-le en lui racontant des histoires de façon expressive et enjouée. Détendez-vous ; il n'est pas nécessaire d'être comédien ou clown. Il s'agit simplement de faire briller ses yeux et de provoquer le rire en lui. Soyez vous-même, agissez comme si vous veniez prendre le thé. Dans le cas d'un séjour prolongé, cette attitude déterminera la fréquence et la longueur de vos visites parce que vous y prendrez plaisir.

Si la maladie est grave, ne tenez pas pour acquis que vous devez conserver un air solennel. Je me souviens d'un jeune homme, emporté par le cancer alors qu'il n'avait pas 30 ans. Il m'avait confié le malaise qu'il ressentait d'être constamment entouré de gens qui se comportaient comme s'il était déjà mort. Ses amis, faute de recul face à sa maladie, étaient incapables de le traiter comme un être toujours vivant. Les hôpitaux pourraient tirer bien meilleur parti de ces écarts de conduite. Les êtres sont toujours beaucoup plus grands que la maladie qui les afflige.

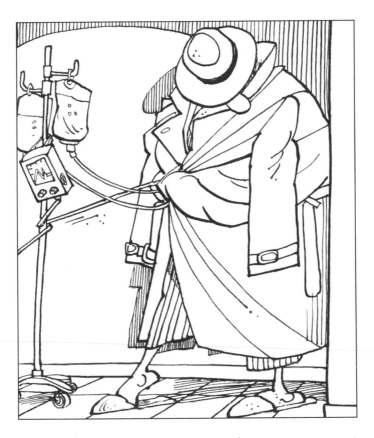

LE PLAISIR OU LE JEU ?

La foi

Quand j'étais étudiant en médecine, je me souviens d'avoir été en salle d'urgence et avoir dû annoncer à des parents la mort de leur fils. En révisant le dossier, j'ai découvert qu'ils étaient chrétiens. Ma formation ne m'avait pas appris à utiliser d'autres outils que les médicaments pour soulager la souffrance et je savais pertinemment que, dans leur cas, les comprimés ne leur seraient d'aucun secours. Je leur ai alors suggéré d'offrir une prière. Aujourd'hui encore, je suis toujours étonné en pensant combien ce geste, si simple, a pu apaiser leur douleur. Depuis ce temps, je m'enquiers toujours des croyances de mes patients et j'apprends à les comprendre. Chaque fois que l'un d'entre eux souffre, je l'encourage à renouer avec sa foi.

Peu importe que vous ne partagiez pas les mêmes croyances que le malade, vous pouvez dire une prière ou lire avec lui des textes religieux. Il est surprenant de constater le réconfort qu'apporte la religion dans ces moments de grande vulnérabilité, y compris chez ceux qui la pratiquent rarement en d'autres circonstances. L'essentiel, c'est la sincérité du moment. Au cours de mes nombreuses visites dans les cliniques, j'ai trouvé qu'il était indispensable et très agréable de connaître des hymnes religieux. Un concert peut, aussi, être thérapeutique.

L'écoute

Il se passe tellement de choses dans la tête d'un malade qu'un visiteur peut être d'une grande utilité rien qu'en l'écoutant attentivement. Laissez votre ami parler librement. Démontrez un intérêt soutenu pour tout ce qu'il dit sans jamais vous impatienter. Vous n'avez pas à offrir de réponses ni de paroles de sagesse pour que votre écoute soit précieuse. Aidez votre ami à organiser sa pensée et à formuler les questions qu'il devra adresser aux professionnels des soins. Demandez-lui tout ce que vous voulez savoir, soit à partir de la connaissance que vous avez de cette personne, soit par simple curiosité. Ce sont des moments qui vous rapprocheront d'elle et qui favoriseront, dans l'avenir, des relations plus intimes. Cette attitude resserre les liens d'amitié, que l'autre soit ou non alité. Vous constaterez, de plus, un regain d'intérêt pour votre propre santé.

Conseils
AUX PATIENTS

- Essayez de comprendre toutes les facettes de votre maladie. Dressez une liste de questions à poser aux professionnels qui vous soignent. Si certaines questions vous embarrassent, demandez à un ami de les poser à votre place.

- Écoutez attentivement les réponses et les commentaires de ceux qui vous traitent. Si vous êtes très malade ou que vous prenez des médicaments qui affectent momentanément votre mémoire ou votre lucidité, demandez que ces informations soient mises par écrit de sorte que quelqu'un d'autre puisse vous aider à les comprendre ultérieurement.

- Consacrez beaucoup de temps à réfléchir sur vous-même et sur votre existence. Votre vie correspond-elle à ce que vous souhaitez vivre ? Quels changements aimeriez-vous y apporter ? Quand seriez-vous prêt à les entreprendre ? Que pourriez-vous faire pour améliorer votre état de santé ?

- Mesurez votre véritable détermination à vivre et à guérir. Vous remarquerez qu'elle dépend de votre manière d'apprécier la vie et des passions que celle-ci vous inspire.

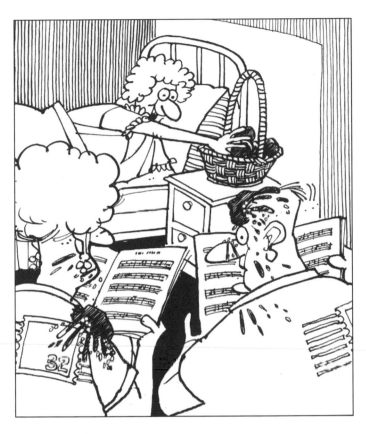

PARDONNEZ AUSSI LES MALADRESSES DES VISITEURS.

- Accordez-vous le droit d'être réceptif et sensible à toute l'affection et à toute l'attention de vos visiteurs. Éprouvez la chaleur de leur amour.
- Pardonnez les imperfections des services de soins, celles des médecins et des infirmières. Un climat de méfiance est néfaste pour tout le monde.
- Pensez à quelque chose que vous n'avez pas eu le temps d'accomplir avant votre maladie et que vous pourriez faire depuis votre lit d'hôpital, comme écrire des lettres, téléphoner à de vieux amis ou vous adonner à votre passe-temps favori.
- Apprenez à exprimer vos besoins à ceux qui prennent soin de vous : vos collègues de travail, les membres de votre famille et vos amis. Vous n'avez pas perdu votre identité du fait que vous êtes subitement alité. Demeurez vous-même. Décorez votre chambre d'œuvres d'art qui vous inspirent. Écoutez de la musique qui vous apaise. Apportez votre oreiller et votre taie à l'hôpital !
- Efforcez-vous d'être courtois envers tout le personnel de l'hôpital. Faites en sorte que votre chambre soit un endroit joyeux pour tous ceux qui en franchissent le seuil.
- Lorsque vous vous sentez d'humeur à le faire, visitez d'autres patients. C'est une bonne façon d'apprendre à écouter.
- Éveillé, songez fréquemment aux choses que vous aimez.
- Prévoyez revenir à l'hôpital pour y travailler bénévolement.

Attitudes à observer
LORSQUE VOUS VISITEZ...

Des enfants

Les enfants ne sont pas de petits adultes. Un séjour à l'hôpital peut être terrifiant pour eux. Le temps s'écoule beaucoup plus lentement dans ce lieu que dans le cours ordinaire de la vie.

Heureusement, certains hôpitaux permettent aux parents de rester auprès de leurs enfants durant la nuit. Les jeux vidéo et la télé sont souvent des passe-temps ennuyeux pour les visiteurs qui se sentent relégués au second plan. Toutefois, à l'hôpital, il importe d'entrer dans l'univers du malade et, s'il préfère ces jeux à toute autre activité, vous vous devez d'y participer. Profitez-en pour faire le bouffon. Quand vous êtes drôle, vous inspirez les autres patients et vous aidez tout le monde. La maladie rend souvent les enfants capricieux ou taciturnes. Acceptez-les tels qu'ils sont et témoignez-leur votre tendresse.

Peu importe leur attitude, ils apprécient votre visite. Elle les distrait de leurs peurs et de leur solitude. Des enfants gravement malades font parfois preuve d'héroïsme. Inspirez-vous de ce courage pour surmonter vos propres difficultés.

Des adolescents

À l'hôpital comme ailleurs, les adolescents préfèrent la compagnie de leurs pairs — souvent, *plus on est de fous, plus on rit.* Les jeunes ne communiquent pas toujours facilement avec les adultes, peu importe où ils se trouvent. Votre visite leur sera précieuse et votre écoute attentive pourra les aider à guérir si vous êtes à l'aise avec eux. Dans le cas contraire, offrez vos services pour transporter les amis qui désirent les visiter.

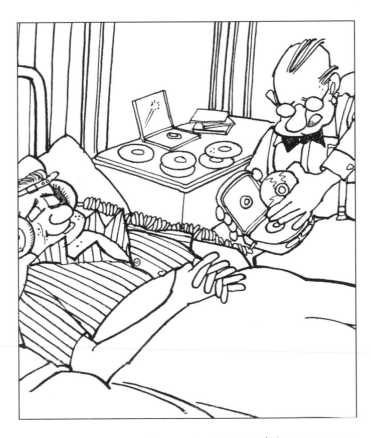

LES ADOLESCENTS PRÉFÈRENT SOUVENT
LES VISITES DE LEUR PAIRS.

Des personnes âgées

L'important, c'est de leur rendre visite. Nombre d'entre elles n'ont plus de liens avec leur famille ni avec le monde extérieur. Elles résident dans des cliniques. J'encourage tout le monde à visiter des personnes âgées, qu'elles vivent chez elles, à l'hôpital, dans une maison de retraite ou dans une clinique. Écoutez leurs histoires sans paraître pressé, familiarisez-vous avec leur univers, parfois restreint, et ramenez-les avec vous dans le monde réel. Prenez tout le temps qu'il faut ; marchez plus lentement, parlez plus fort. Ne vous imaginez pas qu'elles ont inévitablement perdu leurs intérêts et ne savent plus s'enthousiasmer.

Laissez-les exprimer leur résignation et se plaindre d'être inutiles jusqu'à ce que surgisse, dans leurs yeux, une étincelle. Elles ont souvent l'impression que les gens ne les regardent que distraitement pour mieux les ignorer. Respectez leur expérience de la vie et leur sagesse. Offrez-leur de vous accompagner dans vos promenades. Si vous voulez vous sentir davantage utile, visitez réguliè-rement des établissements pour personnes âgées. Promenez-vous d'un lit à l'autre, chantez pour les patients, touchez-les affectueusement, stimulez-les. Vous pourrez sentir un regain de vie dans leur être et peut-être aussi dans le vôtre.

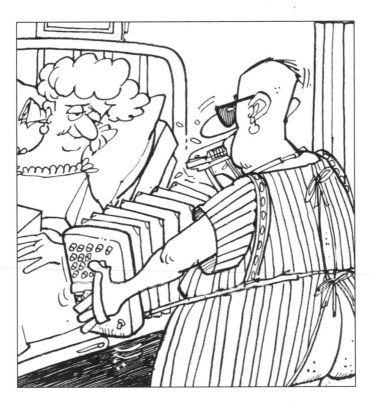

LAISSEZ-LES EXPRIMER LEUR RÉSIGNATION.

Des handicapés mentaux

Détendez-vous. Chacun de nous est le fou de l'autre. Si vous aimez observer les gens, l'institut psychiatrique ou l'un de ses patients vous offre une occasion privilégiée de le faire. La plupart des handicapés mentaux ne sont pas dangereux, ils n'ont que des façons particulières, voire originales, de penser et d'agir. Plusieurs d'entre eux sont les proches parents des excentriques et ils sont absolument adorables.

Une grande part de ce que l'on appelle la maladie mentale est directement imputable à notre société détraquée qui prône l'individualisme et convie à la conformité dans un monde où l'argent et le pouvoir sont dieux.

Durant toutes mes années de pratique médicale, j'ai souvent constaté que si, en plus de les entourer et de les aimer, on aide les handicapés mentaux à libérer leur créativité, on leur permet de retrouver une certaine paix. Cela peut même atténuer leurs symptômes.

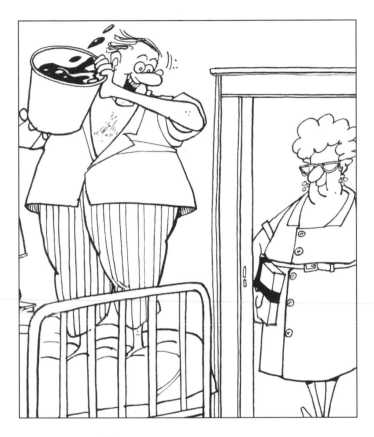

MÉFIEZ-VOUS DES GENS QUI SE DISENT NORMAUX.

Si vous disposez d'un espace suffisant et que vous voulez expérimenter les joies du service communautaire, vous pouvez recevoir certains d'entre eux à la maison. Il ne s'agit pas de les héberger ni de les intégrer à votre famille. Idéalement, vous leur confierez des tâches pour lesquelles ils se montrent particulièrement habiles. Il importe, pour ce faire, de déceler leurs talents et de les encourager, de façon ludique plutôt que purement rationnelle, à mener à bien ces tâches.

La chose la plus importante, pour chacun d'entre nous, est de préserver notre santé mentale en éliminant de notre vie l'ennui, la solitude et la peur. Nous pourrons alors témoigner concrètement de cet équilibre. Méfiez-vous des gens qui pensent être normaux.

Des handicapés physiques

Nous apprécions davantage toutes les parties de notre corps lorsque nous avons perdu l'usage de l'une d'elles. Dans la dernière moitié de ce siècle, la condition des handicapés physiques s'est grandement améliorée tant par la qualité des soins qui leur sont prodigués que par les services qui leur sont offerts. Malheureusement, cependant, la disparition des familles élargies et des communautés les prive d'un précieux soutien émotif. Il est malsain et parfois dangereux pour un handicapé physique d'être laissé à lui-même ou pris en charge par un seul individu. Pour les mêmes raisons qu'il faut tout un village pour élever un enfant, il faut tout un groupe pour prendre soin d'une personne handicapée.

Rien n'exige autant de patience que l'adaptation nécessaire aux conditions de vie de ces personnes. Plutôt que d'éprouver pour elles de la pitié ou de considérer leur handicap comme un fardeau, célébrez la relation d'interdépendance qui vous lie à elles. Un effort collectif et enthousiaste pour aider ou soigner un handicapé physique contribue à créer une véritable communauté et procure, personnellement, un sentiment de sécurité.

Lorsque vous visitez une personne dont le handicap est récent, informez-vous de la meilleure façon de lui être utile et offrez-lui de l'aide dans la mesure où vous en êtes capable sans toutefois vous obliger à l'impossible. Familiarisez-vous avec tous les organismes de votre région qui viennent en aide aux personnes soignées en institution ou en centre de réadaptation. Mettez sur pied un groupe de soutien s'il n'en existe pas déjà. Familiarisez-vous aussi avec tous les appareils et les dispositifs qui leur facilitent la vie.

Ces personnes ont besoin de s'assurer qu'elles peuvent encore être utiles et jouer un rôle important dans l'existence. Aidez-les à réaliser ce souhait. Nombre de parcours qui nous inspirent sont ceux de personnes ayant surmonté de graves handicaps.

Quand vous visitez des handicapés physiques, comportez-vous de la même manière que vous le feriez avec d'autres gens. Gardez votre sens de l'humour. J'ai connu une famille entière dont les membres s'étaient fait raser la tête pour sympathiser avec l'un des leurs qui avait subi un traitement contre le cancer. Faites preuve de solidarité !

Si un patient est dans le coma, tenez pour acquis qu'il sent votre présence et entend ce que vous dites.

Je vous encourage à lui parler longuement et à lui faire la lecture à haute voix. Il m'est arrivé de déguiser un patient dans le coma avec un nez de caoutchouc, histoire de détendre l'atmosphère autour de lui.

Des mourants

La mort, ce n'est pas l'échec de la science médicale, mais le dernier acte de la vie.
Patch Adams, M.D.

La mort survient parfois de façon inattendue. C'est l'horreur imprévisible dans le cas d'un accident ou la bénédiction souhaitée dans celui d'une longue et pénible maladie. Il est temps de considérer la mort comme un acte naturel et de l'insérer de nouveau dans le rituel communautaire. L'accouchement naturel a peu à peu dissipé les peurs de l'enfantement pour en faire une fête, nous pouvons apprivoiser la mort de la même manière.

La plupart de ceux qui meurent ou voient des proches mourir se sentent seuls et ont peur. Lorsque la mort survient à la maison, des liens très forts se tissent entre tous ceux qui vivent cette expérience douloureuse. Il peut en être de même à l'hôpital. C'est un privilège que de partager les derniers moments de ceux que l'on aime. Cela les réconforte de nous savoir à leurs côtés et nous leur devons ce dernier adieu.

Le sujet de la mort en général et de la nôtre en particulier devrait faire partie des conversations habituelles avec les membres de notre entourage. Pensez à rédiger un testament dans lequel vous refuserez d'être maintenu artificiellement en vie et songez, si possible, à faire don de vos organes. Pour le corps médical, l'une des plus importantes raisons de croire, c'est que la foi réconcilie les croyants avec la mort.

Si vous visitez une personne agonisante, ne réagissez pas comme si elle était déjà morte. Aussi longtemps qu'un souffle de vie l'habite, ne changez rien à votre attitude, soyez amoureux, amical, enjoué ou drôle comme vous l'avez toujours été avec elle. Pouvez-vous imaginer la déception, lorsque l'on est sur le point de mourir, de n'avoir autour de soi que des visages tristes et sombres. Laissez les gens partir comme ils le souhaitent. S'ils choisissent de mourir calmement durant leur sommeil, ce moment leur appartient ; ne les retenez pas. Familiarisez-vous avec les bons livres écrits sur le sujet. Soyez respectueux de la culture et des croyances de la personne qui meurt et de celles de sa famille.

Une grande part du malaise entourant la mort provient souvent des malentendus qui subsistent dans les relations avec les amis ou la famille au moment où survient le décès. Cela devrait nous inciter à maintenir des rapports clairs avec tous nos proches. Je pense sincèrement que la mort est de peu d'importance si on la compare à une vie dépourvue d'honnêteté envers soi-même ou à une existence peuplée de rêves jamais réalisés. Vivez une vie qui vous rendra reconnaissant des jours qui vous ont été donnés. Ainsi, ceux que vous quittez comprendront que la fidélité à votre mémoire, c'est continuer de vivre intensément. Un poème de Pablo Neruda illustre bien ce testament.

Si je meurs, survis-moi par tant de force pure
Que soient mis en fureur le froid et le livide,
Du nord au sud lève tes yeux indélébiles.
De l'est à l'ouest que joue ta bouche de guitare.

Que ton rire et ton pied, surtout, n'hésitent pas,
Que ne se meure pas mon testament de joie,
N'appelle pas mon cœur, car je ne suis pas là.
Et comme une maison, habite mon absence.

C'est une maison tellement grande l'absence
Qu'en elle je te vois traverser les murailles,
Que je te vois en l'air suspendre les tableaux.

C'est une maison si transparente l'absence
Que moi, privé de vie, je te vois pourtant vivre.
Si tu souffrais, amour, je mourrais à nouveau.

Traduction de Jean Marcenac et André Bonhomme

Au
COMMENCEMENT

En novembre 1997, après ma tournée annuelle de spectacles en Russie, j'ai emmené 22 clowns en Bosnie. Je voulais être semeur de joie dans la plus cruelle des conditions, celle de la guerre. Je n'avais jamais, auparavant, côtoyé la guerre de si près. J'avais l'impression que nous faisions une « visites à domicile » pour tenter d'apaiser une souffrance collective. J'ai beaucoup pleuré et j'ai aussi beaucoup fait le clown. Je suis rentré chez moi plus résolu que jamais à essayer, à tout prix, de répandre la joie et l'amour parmi les gens.

Je pense que tout ce que vous apportez à un malade pour l'aider à guérir et lui donner du bonheur, vous pouvez aussi le partager avec tous ceux que vous rencontrez. Il est bien connu qu'aider les autres est également bénéfique pour sa propre santé physique, mentale et intellectuelle. Et vous n'avez pas à sacrifier quoi que ce soit pour le faire.

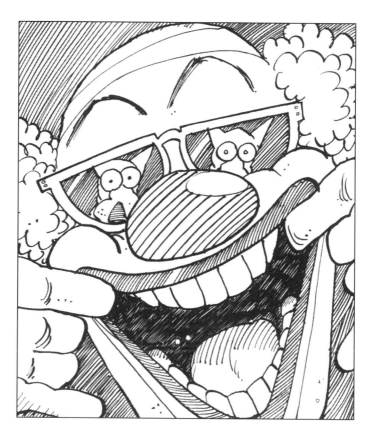

CHOISISSEZ UN COSTUME
DANS LEQUEL VOUS VOUS SENTEZ ENJOUÉ.

Petites suggestions

- Trouvez-vous un costume de clown ou n'importe quel autre costume dans lequel vous vous sentez enjoué et visitez les cliniques. Promenez-vous d'un lit à l'autre, serrez des mains, écoutez les gens et partagez vos passions. Vous ressentirez vous-même davantage d'enthousiasme.

- Allez, seul ou avec d'autres personnes, au coin d'une rue ou dans un lieu public, chanter la sérénade aux passants. Chantez pour des travailleurs, tels qu'un préposé à un poste de péage ou un commis d'épicerie.

- Prenez des vacances en famille et faites du bénévolat au profit d'une organisation humanitaire.

- Regroupez des amis pour rendre service à un parent vivant seul avec son enfant. Vous pourriez annoncer votre offre dans le journal local et proposer ainsi une journée-surprise au parent et à l'enfant.

L'important, c'est de prendre conscience à quel point les services à la communauté sont valorisants. J'entends souvent des médecins et des infirmières raconter comment le temps accordé bénévolement à des cliniques ou à des organismes internationaux constitue la partie la plus gratifiante de leur travail. Donner aux autres, c'est un magnifique cadeau que l'on s'offre à soi-même.

BIBLIOGRAPHIE

La bibliographie de *Docteur Tendresse* compte plus de 700 titres de monographies et d'articles de périodiques traitant de tous les sujets abordés dans le livre. La majorité de ces titres n'étant pas traduits, nous avons choisi de publier un tiré à part de cette liste (répartie sur 28 pages), plutôt que de l'ajouter à l'édition française.

Vous pourrez obtenir, gratuitement sur demande, cette bibliographie détaillée en vous adressant aux Éditions Alexandre Stanké.

Table
DES MATIÈRES